PHILOSOPHIE MÉDICALE

A PROPOS DES IDÉALITÉS DE M. LE Dr PIDOUX.

OU

RECHERCHE

DES MÉTHODES

EMPLOYÉES EN MÉDECINE.

Par le Dr BERTILLON.

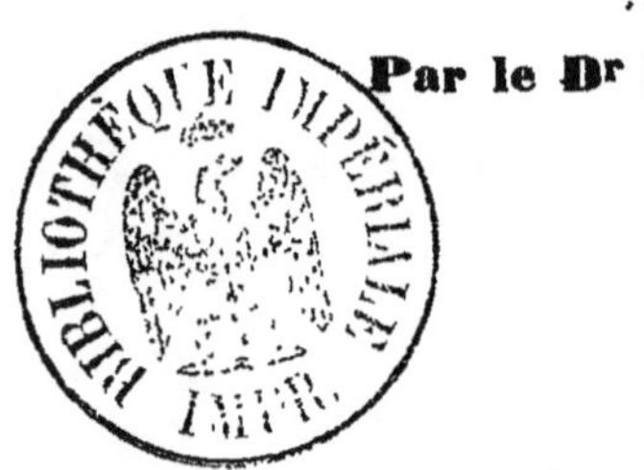

EXTRAIT DU MONITEUR DES HOPITAUX.

PARIS

IMPRIMERIE DE W. REMQUET ET Cie,

rue Garancière, n° 5.

1857.

PREMIÈRE PARTIE.

BACON ET DESCARTES

ou

L'OBSERVATION ET L'INTUITION.

OBSCURITÉS ET INUTILITÉ DE LA MÉTAPHYSIQUE.

I. Quelques travers de la philosophie transcendentale.

L'Union médicale vient de publier une série de feuilletons formant, dans leur ensemble, un travail non-seulement recommandable par le nom de l'auteur, mais encore remarquable par la chaleur de l'expression, et, selon nous, par la hardiesse avec laquelle sont agitées des questions obscures, par la désinvolture avec laquelle sont affirmées des solutions qui, ou tout à fait erronées, ou pour le moins très-contestables, peuvent, par conséquent, avoir, entre autres effets nuisibles, celui de détourner les esprits des travaux fructueux, au profit de problèmes indéterminés, insolubles, énervants (1).

Non content d'appeler les jeunes intelligences vers les voies nébuleuses de la métaphysique, M. Pidoux attaque avec véhémence, ou plutôt repousse avec dédain les méthodes d'investigation positives et métriques, auxquelles la science actuelle doit les progrès qui frappent tous les yeux non prévenus.

A une époque à laquelle on réussit à donner quelques tendances mystiques plus ou moins factices, où nous voyons fleurir l'hypocra-

---

(1) *Union méd.*, n° 22, 24, 27, 28, 30, 33, 36, 39, 43, 49, 58, 61, 62, année 1857.

1.

tisme ultramontain, le somnambulisme, l'homœopathie et mainte autre
dévotion du même goût, l'appel de l'honorable médecin de Lariboisière ne nous paraît pas sans danger. C'est pourquoi, sans vouloir
discuter dans tous ses détails une œuvre de foi qui, par sa marche
désordonnée, par sa forme carrément affirmative, élude une critique
régulière, nous nous proposons, D'UNE PART, de montrer l'inutilité
actuelle d'introduire en médecine les questions vieillies que la métaphysique secoue *en vain* depuis vingt-quatre siècles, ET DE L'AUTRE,
de rechercher, parmi les méthodes que l'esprit humain emploie avec
succès dans la recherche de la vérité, quelles sont celles qui paraissent appelées à rendre le plus de services aux sciences médicales :
disons, dès l'abord, que nous n'omettrons pas, dans cet examen, la
méthode statistique, qui a le privilége d'exciter toute l'indignation de
M. Pidoux, et qui, bien distincte du *numérisme*, avec lequel il affecte
de la confondre, est aujourd'hui d'une impérieuse nécessité pour la
solution d'un très-grand nombre de questions théoriques et pratiques
qui restent pendantes parmi les médecins.

Il n'est pas très-facile de lier une partie de raisonnement entre
deux hommes, dont l'un fait de sa foi le fondement de son observation et de sa discussion, tandis que l'autre veut observer et discuter
avant de croire.

Le langage de M. Pidoux, sa logique et sa métaphysique sont trois
modes de sa spiritualité, par lesquels il arrive à une originalité in-
contestable, mais peut-être aux dépens de la clarté et de la précision.
On doit donc nous permettre, pour rendre le débat intelligible, de
le suivre un peu dans ces trois manifestations de son intérieur.

Nous n'adopterons pas la langue métaphysique dont il se sert, parce
que cette langue n'a pas la sanction obligée d'un usage commun, ce
n'est pas une langue faite; chaque philosophe a pris les mots dans
une acception spéciale, qui n'est ni celle de ses prédécesseurs, ni celle
du langage ordinaire (1); mais comme il n'est facile d'abdiquer ni la

---

(1) « De peur de choquer par l'emploi du mot intuition et *de quelques autres*
« que dans la suite je serai obligé *de détourner pareillement de leur signification*
« *ordinaire*, je déclare ici en général que *je m'inquiète peu* du sens donné par les
« écoles à ces expressions, etc. » (DESCARTES , règle III *pour la direction de*
l'esprit.)

langue maternelle, ni même la langue de l'école, on surprend à chaque page un écrivain employant un mot dans plusieurs acceptions,
suivant qu'il se laisse aller à l'idiome naturel ou à l'argot de l'école,
ou à celui qu'il a forgé. Aussi un amant de la métaphysique tel que
M. Pidoux était seul capable de rapprocher et comparer, par une
insigne flatterie, la lecture de la langue la mieux faite, celle des La-
place et des Newton, avec les obscurités inextricables du jargon métaphysique, qui semble avoir été composé à plaisir pour duper le
public, puisque sans changer le son des mots ni leur figure, « *on en
a détourné le sens ;* » — et pour éterniser des discussions, — puisque
chaque école, chaque maître, chaque philosophe « *a détourné le sens
des mots* » pour les adapter à ses idées (1). — Aussi, voyez ce qui
arrive à ce pauvre Jean-Jacques, quoiqu'il écrive passablement le
français et qu'il ait, lui aussi, étudié Locke et Descartes : vient-il à
parler métaphysique, il le fait en termes qui paraissent clairs : « On
« se figure le comprendre, s'écrie M. Pidoux, et je soutiens qu'il est
« parfaitement inintelligible, car il expose une doctrine spiritualiste
« avec *les termes et les formes.* du sensualisme, etc. »

Il est donc urgent, quand on veut être intelligible, de rompre avec
un langage si polymorphe, malgré l'allure tout à fait sorbonnique et
presque respectable qu'il donne à un auteur. Il faut sacrifier à la clarté
et à la précision de la langue française ces faux airs de profondeur
qui résident dans l'obscurité et l'ambiguïté des termes.

Il serait peut-être bon, à ce propos, de faire voir la tache *originelle*
qui pèse sur la langue métaphysique, de montrer que l'*analogie*, qui
caractérise toute langue bien faite, qui a présidé spontanément à la
lente formation des idiomes nationaux, qui a dirigé par un art rigou-
reux la création de la langue des calculs, comme l'a démontré Condillac, et celle de la chimie, ce que personne ne contestera, non-seulement n'a été que rarement consultée par les métaphysiciens, mais a
été souvent violée et foulée aux pieds par ces rêveurs, sans aucun
respect pour les lois les plus consacrées du langage. D'une autre
part, l'instabilité et les évolutions incessantes des opinions sur tous

---

(1) Exemple : « Un fait physique ou *ce que les sensualistes* appellent les
choses. » (Pidoux.)

les points fondamentaux, ont jeté une confusion incroyable dans
l'emploi des mots. Les bornes de ce travail nous forcent à réduire à
un exemple cet examen, qui serait peut-être plus piquant qu'on ne
l'imagine. Nous choisirons donc..... non, on nous imputerait de donner l'exception pour la règle ; — nous nous saisirons des termes que
M. Pidoux inscrit au-devant et au revers de sa bannière : *Spiritualisme, sensualisme*. Nous compléterons seulement la série, dont l'histoire de la philosophie a fait un *circulus :*

IDÉALISME, SPIRITUALISME,

SENSUALISME, MATÉRIALISME.

Ce sont les têtes de quatre longs embranchements sous lesquels se
groupent les classes, les familles, les genres, les espèces et les variétés
des opinions qui ont constitué la métaphysique.

Sait-on le nom du philosophe auquel revient l'honneur d'avoir in-
venté cette insolente nomenclature? Pour moi, je tiens que ce ne peut
être qu'un spiritualiste. Voyez comme il habille les autres catégories;
oubliez d'avoir appris le fin de l'idiome scolastique, et, vous laissant guider tout bonnement par le génie de la langue vulgaire, essayez
de définir par intuition :

L'*idéalisme* ne peut être qu'une opinion idéale, sans réalité ; et l'i-
déaliste sera un rêveur ou un fou. Tout beau, idéaliste, pas de colère,
vous allez voir que vous êtes le mieux partagé.

Le *sensualisme* ne saurait être qu'une opinion sensuelle, un système grossier qui ne croit qu'aux sens ; quant au sensualiste, la logique de la langue en fait irrémissiblement un apôtre de la sensualité.
Si vous en doutez, lisez les naïves définitions de Napoléon Landais,
de Bescherelle, etc.

Et le *matérialisme*, pourrait-il être autre chose que le culte de la
matière, que la négation de la pensée, même de la sensation (car il
serait sensualisme ou mieux *sensationalisme*). Le matérialiste ! il ne
doit pas même distinguer le vertébré du végétal !

Mais le *spiritualisme*, par contre, ne saurait être que le culte de
l'esprit, une opinion essentiellement spirituelle, noble, élevée, tirant
de son propre fond ses spirituelles idées.... notamment celles qu'il
attribue gratuitement et gracieusement à ses contradicteurs.

Impossible de sortir de là sans sortir aussi de la logique de notre
langue. Si le patriotisme est le culte de la patrie, le déisme le culte

de Dieu, le fatalisme celui de la fatalité, le sensualisme sera celui de la sensualité ; à grand'peine et en altérant l'analogie en ferez-vous l'opinion qui ne croit qu'aux sens, qui leur attribue toutes les idées, et vous resterez toujours fort éloigné de la pensée qu'on veut flétrir par une dénomination calomnieuse. Les trois autres chefs d'opinion ne sont pas plus exactement définis.

Comme la plupart de nos lecteurs auront oublié jusqu'au nom de ces débats qui ont dévoré pendant quinze siècles presque toute l'activité de l'esprit humain, et dont M. Pidoux ne parviendra pas à réchauffer les cendres, il faut dire en quelques mots quelle était, d'après les historiens des écoles, la croyance *moyenne* de chacun des quatre groupes si burlesquement dénommés.

Ceux qu'on appelle *idéalistes* admettaient que la plupart de nos idées, au moins toutes celles dignes de confiance, étaient innées, créées avec nous, qu'elles constituaient notre intelligence. Ils disaient encore : l'univers, c'est l'intelligence matérialisée, comme le tableau ou la statue est la matérialisation de la pensée de l'artiste, etc.

Ce qu'on appelait *sensualisme* était l'opinion qui, d'une part, niait l'existence des idées toutes faites, des idées innées, et, de l'autre, admettait que toutes nos idées *dérivent* de la sensation, ou au moins que dans chacune il y a quelque chose qui se rattache directement ou indirectement à cette origine.

Ainsi l'idéalisme et le sensualisme s'accordaient pour refuser à l'esprit le pouvoir de produire des idées. L'un faisait de l'esprit un magasin d'idées ; l'autre, un creuset dans lequel ce qui vient du dehors peut s'amalgamer à la pensée.

Le matérialisme admettait l'existence de la matière, et il lui accordait comme attribut assez d'activité, de spontanéité, pour pouvoir, dans les combinaisons les plus favorables, s'élever jusqu'à la sensation, jusqu'à la pensée ; son hypothèse suffisant à tout, il était amené à nier l'existence de tout ce qui ne tombait pas sous les sens.

Le spiritualisme.... Mais comment le définir ? C'est le costume à la mode ; chaque sage le veut porter. Le vrai spiritualiste, c'est ordinairement le philosophe qui parle : dans sa bouche, les autres deviennent des idéalistes, des sensualistes ou des matérialistes. Voyez M. Pidoux : il se prend, ainsi que ses maîtres, Descartes, Leibnitz, Wolf, comme type du spiritualisme ; M. Cousin, qui de son côté se juge pur spiritualiste, tient ceux-ci pour idéalistes (1). D'autre part, M. de Bonald ne doute pas de sa spiritualité, et pourtant, M. Pidoux, sans égard pour ce chef spirituel, le classe à côté de M. Cousin, et en fait un apôtre du sensualisme !

Le spiritualisme devait être, si l'origine des mots, si leur analogie avait la moindre valeur pour les métaphysiciens, l'opinion qui reconnaissait l'existence *et l'activité* de l'esprit.

Ce sens est d'autant plus présumable, d'autant plus nécessaire, qu'il complète les deux séries d'idées sur lesquelles sont établies ces divisions.

D'une part, il complète la série des opinions sur l'origine des idées.

Les idées sont innées, selon les idéalistes ;

Elles sont dues à la sensation, selon les sensualistes ;

Elles sont dues à l'activité de l'esprit, selon les spiritualistes, que cette activité s'exerce soit sur la sensation, soit sur la conscience, soit sur les idées déjà acquises (réflexion).

D'autre part, il complète la série des opinions touchant la conception de la matière :

Les idéalistes en font abstraction, ne lui accordent pas la certitude, ne croient guère qu'à l'esprit :

Les matérialistes donnent à la matière l'activité, la spontanéité, et même, dans les conditions favorables, la sensation, la perception et la pensée :

Les spiritualistes, admettant l'existence séparée de la matière et de l'esprit, sont logiquement conduits à caractériser l'esprit par l'activité, la spontanéité, la volonté, etc., la matière par l'inertie.

Voilà certainement quel est le sens du spiritualisme, ou il ne sera qu'un compromis hasardé, qu'un éclectisme honteux. Mais les dénominations satiriques, blessantes, données aux trois premières catégories d'opinions, ont eu pour résultat de brouiller le sens clair des mots ; il ne s'agissait pas de classer, mais de déprécier ses rivaux.

Ainsi, quelle est donc cette doctrine qui conçoit la matière douée d'activité, d'énergie interne et, dans les conditions favorables, lui attribue de la spontanéité, des sympathies, des instincts (2) et jusqu'à

---

(1) *Cours de philosophie*, t. ii, p. 538 *et passim*.

(2) *Union méd.*, n° 27.

la perception (1)? Certes, ce ne peut être que le matérialisme : car, si la matière a ou peut acquérir, par d'heureuses combinaisons, ces brillants attributs (« la perception »), qu'ai-je besoin de sa conjonction avec un esprit? Doublure, hypothèse inutile! C'est cependant le spiritualisme de M. Pidoux qui dote si richement la matière ! Sur quel haut piedestal va donc trôner l'esprit? Quelles puissantes facultés va-t-il lui attribuer ? Des facultés ? Nullement, M. Pidoux ne prononce jamais ce mot : notre esprit est un magasin d'idées toutes faites, « les idées innées forment notre esprit même, » et penser n'est rien autre que saisir l'idée préexistante ! Etrange spiritualiste, qui accorde tant à la matière et si peu à l'esprit.

Mais voilà que, ne voulant parler que du langage, que nous repoussons, nous nous sommes laissé entraîner à parler des choses : c'est qu'il est difficile de montrer l'incohérence d'un dessin sans indiquer celle du sujet ; le trouble de la forme relève de la versatilité du fond.

Nous avons fait voir les imperfections du jargon métaphysique et montré l'impossibilité de s'en servir; nous nous abstiendrons aussi d'une forme de logique qui est naturelle chez un cartésien aussi pur que M. Pidoux, et qui consiste à puiser dans l'intuition ses convictions et par suite la preuve même de leur vérité. On sait, en effet, que pour Descartes, le *critérium* de la certitude, « c'est qu'elle se présente si clairement et si distinctement à *son* esprit qu'il ne puisse la mettre en doute (2). » Le savant médecin de Lariboisière est évidemment pénétré de ce précieux principe, et il use, abuse peut-être, à l'exemple du Maître, de ce commode critérium. Les *vérités* métaphysiques dont il est frappé, il les affirme avec une chaleur qui prouve parfaitement la netteté de ses visions intérieures, et il ne s'embarrasse guère de donner d'autres et plus vulgaires démonstrations. Ainsi, nous avons cherché curieusement dans son travail les preuves des idées innées, étant encore à cet égard dans un doute cartésien, sans nul préjugé et dans l'état le plus favorable pour accepter l'établissement d'une vérité. Nous déclarons n'avoir pu rencontrer la démonstration de cette intéressante question, qui paraît

---

(1) *Union méd.*, n° 61.

(2) Descartes , *Sur la méthode.*

être l'idée prédominante de l'auteur, et qu'il tient comme si importante, qu'il y revient à chaque instant, mais toujours sous forme de simple affirmation : —La source de nos idées est notre esprit ; — elles forment notre esprit même ; « *le fait est l'idée réalisée au dehors ;* » — « nous ne voyons le non moi que dans le moi. » — Cela est évident, — le contraire est inintelligible, absurde, etc. M. Pidoux se disant spiritualiste, se défendant d'être idéaliste, on peut s'étonner de ces phrases et de certaines autres de même nature qui relèvent de Schelling, c'est-à-dire de l'idéalisme le plus pur — et le plus obscur. M. Pidoux s'écriera que c'est notre esprit qui est obscur, soit « par faiblesse native et féminine, » soit « parce qu'il est englouti dans les choses sensibles, » car lui, il voit clairement ! Est-ce que les idées ne seraient pas innées pour tout le monde au même degré ? Notre interrogation n'est nullement ironique. *Natura non facit saltus.* L'intuition, que les cartésiens regardent comme la manifestation des idées innées (1), ne se rapproche-t-elle pas beaucoup des manifestations instinctives de *nos frères inférieurs*, comme dit Michelet ? J'avoue, et sans nulle malice, que je serais plus porté à admettre l'idée innée chez l'animal qui, spontanément, sait presque tout ce qu'il lui faut savoir, tandis que l'homme, notamment le baconnien, doit tout apprendre, tout expérimenter, — ne devine rien du tout.

Un moment nous avons cru être arrivé à la démonstration des idées innées :

« Une grande preuve que.... notre esprit porte en lui la raison des
« choses... c'est que toujours les sciences ont été renouvelées après
« un puissant retour de la pensée à elle-même, quand l'esprit hu-
« main, entraîné par un puissant penseur, a été obligé de regarder
« fortement en soi. On voit bientôt refleurir *d'abord* les deux sciences
« de la pensée pure : la métaphysique et les mathématiques, *puis,*
« comme des rameaux naissant du tronc, les autres branches des
« connaissances.... Bacon avait beau préconiser l'observation, si
« Descartes... n'avait contraint l'esprit à trouver en lui.... etc. (2). »

A quoi se réduit cette « grande preuve » que nous promettait l'é-

---

(1) *Voir* Descartes , *Règl. pour la direc. de l'esprit.*
(2) Pidoux , *Union méd.*, n° 33.

crivain? A une affirmation et à une négation : ce n'est pas Bacon, c'est Descartes qui est la cause de la renaissance scientifique ! Et pourtant, *avant* Descartes, avant Bacon lui-même, Copernic, Képler, Galilée, Toricelli, Harvey, avaient vigoureusement commencé la réforme, non par la métaphysique, mais par l'observation des faits extérieurs (1). Non ! c'est s'abuser que de croire que Bacon et Descartes soient les auteurs de ce grand mouvement des esprits, qui se prépare plus d'un siècle avant eux et qui est dans toute sa vigueur au moment même où ils écrivent. Loin d'en être les auteurs, ils en sont sortis, et à leur tour ils l'ont aidé, accéléré.

Le vaniteux chancelier lui-même n'a pas d'autre ambition ; il sait que de son temps déjà la méthode de l'observation a été inaugurée, il ne prétend en être que « le trompette, le héraut : » la vraie méthode a présidé à telles découvertes particulières, mais Bacon veut faire « une grande lumière qui éclaire tout l'édifice. » On ne saurait avoir une idée plus nette de son rôle.

D'un autre côté, la première publication de Descartes (1637) n'apparaît que plus de trente ans après celle de Bacon (1605 et 1606).

La plupart des grandes découvertes du xviie siècle, sauf celles dues à Newton, sont faites ou se font quand Descartes fait paraître son discours sur la méthode. On voit donc que « la grande et saisissante preuve » promise par M. Pidoux se réduit (selon sa coutume) à une simple affirmation, que l'histoire contredit de la manière la plus formelle.

La force de M. Pidoux n'est donc pas dans la démonstration, moins encore dans l'ordre des déductions ; elle est dans la netteté de son intuition et dans l'énergie de sa conviction ; il prouve faiblement,

---

(1) Pour être juste, il faut ajouter que le xve siècle avait vaillamment préparé ce grand mouvement. Sylvius, Vésale, Fallope, Eustache, Fabrizio d'Aquapendente, Botal, Varole, etc., pour l'anatomie ; Servet, Césalpin, etc., pour la physiologie ; un autre Césalpin, Gessner, Bernard Palissy, etc., pour l'histoire naturelle ; Frascator, Stevin, Porta, Gilbert, etc., pour la physique ; Copernic, Tycho-Brahé...., pour l'astronomie. Pendant que les savants *observent*, les voyageurs *explorent* la terre ; on crée des jardins botaniques. Vésale, Paracelse, Argentier, donnent l'exemple de la révolte contre Aristote, Galien et la méthode syllogistique.

mais il affirme avec force, en variant son expression toujours colorée et empreinte de l'ardeur du croyant.

C'est parce que nous savons que ces affirmations, partant d'un savant reconnu tel que lui, ont pour beaucoup de lecteurs une valeur que les nôtres ne sauraient avoir, que nous devons bannir de notre travail cette forme affirmative *à priori*. Nous n'admettons pas notre intuition, même claire et nette, comme une démonstration : tout ce qui ne peut être établi comme un fait ou comme légitime conséquence des faits, reste pour nous au rang des choses douteuses.

Sans doute, le lecteur n'est pas dupe de la légèreté apparente avec laquelle nous tranchons cette question des notions admissibles ou non. Mais il serait déplacé de faire ici un cours de philosophie. Rappelons seulement que c'est *entre* les vérités rigoureusement démontrées, telles que les propositions de géométrie, et les notions tout à fait incertaines, telles que les idées innées, que sont comprises et *échelonnées* toutes nos connaissances ; c'est dire que les degrés de certitude qu'elles nous offrent sont très-divers , très-multipliés et qu'elles parcourent toutes les nuances du *probable* et du *possible*, sans qu'il soit donné de pouvoir déterminer, comme limite générale, où est la probabilité suffisante pour entraîner l'adhésion, et où commence la probabilité insuffisante qui légitime le doute (1).

---

(1) Cette indétermination est une des difficultés les plus sérieuses et le germe de discorde le plus invincible de l'esprit humain. Comment accorder M. Bouillaud, qui a le bonheur de trouver en médecine une masse énorme de certitude, avec M. Louis, qui a le malheur de n'en trouver aucune ? Toutes les fois pourtant que la probabilité est mathématique, c'est-à-dire peut s'exprimer par un chiffre, on pourrait s'accorder à accepter une limite artificielle, ainsi que le propose M. Poisson dans son bel ouvrage sur la probabilité des jugements. Mais le plus grand nombre de nos probabilités même scientifiques ne peut être déterminé (Cournot, *Essai sur les fondem. de nos conn.*, ch. iv). De là l'incertitude du point où doit s'arrêter l'adhésion. Nous ne voyons d'autre remède à cette incertitude que celui, fort peu scientifique il est vrai, qui résulte de la majorité des opinions éclairées et impartiales ; ce critérium prouvera, *non que la notion problématique est erronée,* mais qu'elle est insuffisamment démontrée, et la distribution des opinions pourra être regardée comme indiquant le degré de cette insuffisance. C'est en appliquant ce critérium que nous nous sentons dégagé de l'obligation de donner notre adhésion à l'une des diverses écoles idéalistes, spiritualistes, sen-

Nous éviterons donc, autant que possible, de suivre M. Pidoux
dans la métaphysique pure ; et nous nous conformerons en cela aux
conseils de son maître Descartes : « Je n'en dirai rien, écrivait-il, sinon
« que, voyant qu'elle a été cultivée par les plus excellents esprits qui
« aient vécu depuis plusieurs siècles, et que néanmoins il ne s'y
« trouve encore aucune chose dont on ne dispute, et par conséquent
« qui ne soit douteuse, je n'avais point assez de présomption pour
« espérer d'y rencontrer mieux que les autres, et que, considérant
« combien il peut y avoir de diverses opinions touchant une même
« matière, qui soient soutenues par des gens doctes, sans qu'il y en
« puisse avoir jamais plus d'une seule qui soit vraie, je réputais
« presque pour faux ce qui n'était que vraisemblable (1). »

Or, malgré les nombreuses écoles philosophiques qui, depuis Descartes, ont encore disputé et agité ardemment la métaphysique, ces
sages réflexions ne paraissent-elles pas aussi fondées aujourd'hui
qu'alors ? Nous ne nous occuperons donc guère de cette partie de la
philosophie dite quelquefois transcendentale, si ce n'est pour prouver
que, contrairement aux convictions de M. Pidoux, il est tout à fait
intempestif de compliquer les problèmes médicaux déjà si difficiles
de ceux de la métaphysique (2), — qu'en général les sciences natu-
turelles, et en particulier les sciences médicales, n'ont rien à gagner
et beaucoup de temps à perdre à ces discussions éthérées dans les-

---

sualistes, matérialistes qui se sont disputé le champ de la métaphysique, ou à une
des doctrines physiologistes correspondantes (vitaliste, animiste, matérialiste, etc.).
Si l'étude ne nous avait pas convaincu de l'insuffisance des démonstrations de
chacune, le partage des opinions nous indiquerait suffisamment l'impuissance où
elles ont été jusqu'à ce jour d'entraîner la conviction. Si cette impuissance n'autorise pas le scepticisme doctrinal, elle légitime, je devrais dire elle oblige le
doute provisoire et cartésien sur ces matières.

(1) *Discours sur la méthode*, 1re partie.

(2) Nous croyons rester dans l'usage commun en comprenant sous le nom de
métaphysique cette partie de la philosophie qui, par son objet, ne peut être
qu'exclusivement spéculative, telles les questions d'existence, de cause première,
d'origine, de nature *intime*, de fin, etc., appliquées à l'esprit et à la matière, aux
idées et à Dieu. En conséquence, nous en distinguons expressément la psychologie (analyse et classification des facultés de l'esprit), la logique et la méthode,
toutes sciences d'observation. Nous reviendrons sur ce point.

quelles on s'élève si haut au-dessus des nuages, qu'il arrive à plus
d'un de prendre le brouillard pour la terre ferme et celle-ci pour une
vapeur incertaine et fugitive.

II. Faiblesse de la théorie des idées innées.

Allant à la recherche de la vérité, de la méthode, du réel, nous aurions hâte de quitter la métaphysique et ses nuageuses spéculations.
Mais, répondant à un travail dont le dernier mot est — rien de possible sans métaphysique, — il faut bien nous arrêter et montrer que
fort heureusement on peut beaucoup sans cette *embobelineuse,* et
que notamment la question de l'origine des idées, qui préoccupe si
vivement M. Pidoux, n'est d'aucune utilité dans les sciences médicales.

M. Pidoux tient donc la métaphysique pour indispensable, car, selon
lui, la Raison n'est pas formée d'autre chose que des idées des choses,
les *raisons* des choses ne sauraient être que dans la Raison (il donne
ce calembour comme démonstration (1)!); toute la besogne du savant
consiste à saisir délicatement dans sa cervelle ces idées, ces raisons
innées qui y sont blotties. Voici d'ailleurs la manœuvre opératoire :
— Voir « *un* fait, » on n'a pas même besoin d'avoir bonne vue, « ré-
veiller en soi l'idée et la raison » somnolente du fait, puis par « un
effort vigoureux fermer les sens, chasser du cerveau les impressions
que la chose y a laissées…., se trouver en face et saisir fortement, »
dextrement et « tout entière » la raison du fait ! »

Certes, ce procédé est séduisant et de peu de dépense, et l'on doit
être bien fâché :

1° Que rien ne soit plus chimérique, plus indéterminé que la notion des idées innées dans leurs qualités, dans leur quantité, dans
leur origine, dans leur existence ;

---

(1) « Le mot raison tantôt désigne une faculté de l'être raisonnable et tantôt un
« rapport entre les choses mêmes, de sorte qu'on peut dire que la Raison de
« l'homme (raison subjective) poursuit et saisit la raison des choses (raison objec-
« tive). » (COURNOT, *Essai sur les fond. de nos conn.*, 1851.)

2° Qu'en admettant qu'il y ait des idées innées, il y ait aussi des pseudo-innées que les cartésiens saisissent fort souvent aux lieu et place des vraies innées, et que, jusqu'à ce jour, ils n'aient découvert aucun réactif pour distinguer les unes des autres ;

3° Que cette manœuvre opératoire qui a produit les cosmogonies, les théogonies et autres hallucinations de l'esprit humain encore impubère, qui a produit la physique de Descartes, son astronomie, sa burlesque physiologie, les théories sociales de tous les siècles, la multitude des théories médicales gisantes aujourd'hui sur le carreau, n'ait guère donné autre chose.

Nous disons d'abord que rien n'est plus incertain que l'origine des idées.

Nous pourrions peut-être nous contenter d'observer avec Descartes que « voyant cette question agitée par les plus excellents esprits de- « puis bien des siècles, sans qu'il s'y trouve encore aucun point « dont on ne dispute, il n'en est par conséquent aucun qui ne soit « douteux, etc. ; » et cela avec d'autant plus de raison que ce ne sont pas seulement les idéalistes, les spiritualistes, les sensualistes et les matérialistes qui disputent sur l'origine des idées. Les spiritualistes ne s'entendent pas davantage entre eux : d'accord sur le mot, il y a des idées innées ; ils ne le sont ni sur la qualité ni sur la quantité de ces idées : il y a plus, la chose est à peine croyable, ils ne semblent pas s'entendre davantage sur leur origine ! Quoi ! dira-t-on, puisqu'ils les disent innées? Il est vrai, mais il y a innée et innée. Si l'usage où sont les philosophes de *détourner le sens* des mots a amené bien des discussions entre gens pensant *mêmement*, il a quelquefois en retour accordé bien des gens pensant différemment.

Les idées sont innées, dit Descartes ; elles sont innées, répète M. Pidoux, et le public croit, sur la foi de l'étiquette, les deux métaphysiciens d'accord au moins sur l'origine des idées. Il paraît pourtant qu'il n'en est rien.

Descartes a pris innée dans le sens étymologique, *in nata*, née *dans* l'esprit (1); M. Pidoux entend innée selon le sens vulgaire née *avec*

---

(1) Descartes lui-même avertit qu'il a peu d'égard au sens usuel des mots, mais à leur signification latine. (*Règle III pour la direction de l'esprit.*)

l'esprit : selon lui, les idées, les raisons des choses sont préexistantes en nous ; elles ont été créées avec l'intelligence, etc.

Descartes se défend fortement de cette manière de voir ; il regarde les idées, *non comme préexistantes* dans l'esprit, mais comme *produites* par le conflit des facultés intellectuelles (1) ; « je n'ai jamais pensé ni écrit que de telles *idées fussent actuelles*, ou qu'elles fussent je ne sais quelles espèces distinctes de la faculté de penser (2). »

On voit que les idées dites innées de nos métaphysiciens sont de la même famille que le *pouvoir prochain* et la *grâce suffisante* des théologiens de Pascal : accord de mots dissimulant l'anarchie de la pensée.

Si M. Pidoux nous accusait d'avoir mal compris la pensée de Descartes, nous lui avouerions qu'en cette matière nous n'avons pas voulu nous en rapporter à notre seule impression, car bien qu'il apparaisse clairement que Descartes entend par idées innées tout autre chose que ce qu'entend notre confrère, nous aurions craint de nous méprendre sur la pensée même de Descartes. Nous n'avons donc fait que rapporter ici l'interprétation de savants professeurs, tels que M. Laromiguière, et notamment les éclaircissements donnés sur ce point par un professeur de Louis-le-Grand, M. Mazure, dans ses *Etudes du Cartésianisme,* 1828. M. Mazure dit nettement que les Cartésiens entendent *innata,* né *dans* l'esprit et non avec l'esprit ; auquel cas M. Pidoux ne serait pas Cartésien !

Cartésien ou non, voyons s'il essaye quelque démonstration de la nécessité des idées innées dans les sciences médicales. Il rapporte un exemple qu'il regarde comme tout à fait concluant, et qui a été l'occasion même de son travail : c'est l'intermittence dans les maladies. Ramassons le gant qu'il jette fièrement : « L'intermittence, dit-« il, est un intervalle entre deux actes d'une même maladie (*d'une* « *même maladie,* le bon sens du sensualiste peut le dire, mais je

----

(1) Ce sentiment s'éloigne assez peu de celui de Locke, qui reconnaît aux idées deux origines : les unes résultant de la sensation, les autres de la *réflexion ;* ces dernières sont « celles que l'âme acquiert en réfléchissant sur ses propres opérations : » ce qui n'a pas garanti Locke d'être classé parmi les sensualistes.

(2) *Voir* pour plus de détails la lettre xcix du t. 1, édit. in-4°, ou lettre cxxxi du *Panth. litt.,* Desc.

« DÉFIE qu'il le tire logiquement de sa philosophie)..... Pour le sen-
« sualiste, il ne peut y avoir qu'un intervalle, c'est-à-dire rien ; on ne
« voit pas dès lors comment sont liés les accès que l'intermittence
« sépare. Ils n'ont certainement rien de commun. Ces faits sont
« complétement étrangers l'un à l'autre. »

Nous ne savons pas ce qu'un sensualiste répondrait à ce *défi* du
soi-disant spiritualiste. Pour nous, réfractaire à tous ces drapeaux
factices, profane dans toutes ces églises, nous remarquons seulement
que, si M. Pidoux professait moins de mépris pour la logique de
Condillac, il aurait pu apprendre de ce philosophe que l'analogie
suffit pour nous donner l'idée de l'intermittence dans les phénomènes
d'une évolution quelconque ; qu'il n'est pas besoin d'invoquer une
origine mystérieuse. En effet, la vue de tous les faits de la nature
qui se répètent périodiquement ou symétriquement sans cesser d'être
UNS, jointe à l'exercice de nos facultés d'abstraction et de généralisation, suffit pour que nous nous formions l'idée d'intermittence :
les cinq doigts de la main, une échelle, une roue, les spirales des
feuilles, les verticilles des fleurs ; de sorte que, dans la seule figure
des choses, l'esprit s'habitue déjà à considérer comme réunis par un
lien manifeste ou caché, les objets qui se répètent régulièrement, qui
offrent l'intermittence dans leur forme. Mais ce phénomène est bien
plus frappant dans le mouvement vital de la nature vivante ; ici, l'intermittence est la condition, la loi de toutes les fonctions. Le règne
végétal en entier n'a de vie active, dans nos climats, que par intermittence, les accès sont espacés de quelques mois, et dans le détail
de l'accès on retrouve encore des phénomènes physiologiques in-
termittents, tels que la respiration diurne, l'épanouissement des
fleurs, etc.

Le règne animal, dans les appareils de la vie de relation, nous présente des intermittences encore plus manifestes et plus serrées, par
l'état successif de veille et de sommeil, etc. Les fonctions de nutri-
tion montrent partout l'intermittence, quelquefois réelle, quelquefois apparente, tel par exemple que le dernier acte, seul extérieure-
ment apparent (la miction, la défécation), d'un appareil qui ne cesse
pas d'être actif. Ainsi, nous ne pouvons ouvrir les yeux sans être
frappé des manifestations intermittentes dans les choses et dans les
phénomènes de la vie ; l'unité est souvent apparente, quelquefois re-
couverte d'un voile plus ou moins léger ; tous les degrés nous sont

2

offerts, comme pour aider nos facultés d'abstraction et de généralisation à formuler, et notre jugement par induction à étendre la loi
suivante : Toutes les fois qu'un phénomène se montre à des inter-
valles réguliers et sous des formes semblables ou analogues, il est
sous la dépendance d'une cause unique, dont l'action peut être
réellement intermittente ou douée d'une activité latente conti-
nue, etc.

Ainsi, cette idée de l'unité dans l'intermittence, que les spiritualistes, ou plutôt les idéalistes, ne comprennent qu'innée, à laquelle
M. Pidoux *défie* si victorieusement de trouver une autre origine, qui
sait épeler la voit écrite en gros caractères dans la nature ; nos facultés d'abstraire et de généraliser, (facultés que ne renferme pas cette
loi, il semble) sont comme les yeux de l'esprit qui nous permettent
de la lire.

Certains idéalistes nous abandonneraient sans peine l'intermittence comme notion contingente et secondaire. Mais il est des idées
d'un ordre *plus élevé* selon eux, et que tous ils regardent comme né-
cessaires et inévitablement innées. Un exemple classique en ce genre
et que M. Pidoux nous signale par une véhémente oraison (1), est l'idée
de l'infini, dont nous allons faire l'autopsie sous les yeux du lecteur.

D'abord, existe-t-il une idée *positive*, c'est-à-dire réelle, de l'infini ? Nous osons le nier.

Locke et Gassendi avouent ne comprendre l'infini que par l'idée du
fini toujours ajoutée à elle-même, ou encore comme une simple *négation* du fini. L'argumentation de M. Pidoux consiste à traiter cette
explication « d'ineffable niaiserie. » Selon ce fougueux métaphysicien, l'idée de l'*infini* est supérieure et *antérieure* à l'idée du fini ;
c'est, assure-t-il, le fini qui est la négation de l'*infini*!! Ah! honoré
confrère! il y a un logicien autrement profond qu'Aristote et Platon,
que Descartes, Locke, M. Pidoux ou tous les théologiens réunis, c'est
le Langage.

Quoi! dans toutes les langues humaines, cette idée que vous pré-
tendez primordiale, antérieure, positive, complète, n'a point d'autre

---

(1) *Union méd.*, n° 43.

manière de s'exprimer que par une négation, par la négation du fini, et vous voulez qu'elle soit antérieure à l'idée du fini ! Il faudrait donc ou que le mot dérivé eût été formé avant le mot racine, le mot primitif, ou que, par un caprice inconcevable, — non, impossible, l'esprit, ayant une idée positive, né l'eût jamais exprimée que par une négation, et que la négation fût antérieure à l'affirmation ! ! On ne saurait dire laquelle des deux hypothèses est la plus absurde. Et c'est un métaphysicien, qui croit aux idées innées, par conséquent, à la valeur des manifestations instinctives dont le langage est la vivante traduction, qui commet cette méprise ! qui se met en flagrante contradiction avec son principe ! M. Pidoux est tellement aveuglé par l'idée fixe qui l'obsède, qu'il réunit les notions de juste, de parfait et d'*in*fini, comme groupe d'idées positives, antérieures, celles d'*in*juste, d'*im*parfait, de fini, comme secondaires et négatives des premières ! Ni son œil, ni son oreille, ni son entendement, ne l'avertissent de l'irrégularité des deux séries. Il ne voit pas qu'au nom de toutes les langues, c'est-à-dire de l'esprit humain tout entier, c'est le *juste*, le *parfait*, le *déterminé*, le *fini*, le *visible*, qui sont les idées positives, premières, élémentaires, comme les mots qui les expriment sont les racines des négations forcément secondaires qui en sont dérivées, l'*in*juste, l'*im*parfait, l'*in*déterminé, l'*in*fini, l'*in*visible. Impossible pourtant de sortir de là sans tomber dans l'absurde.

Non, mon esprit ne conçoit pas l'*indéterminé*, l'*infini* autrement que comme une négation ; si c'est une infirmité, je m'en console en voyant que l'humanité, sauf les Cartésiens, la partage avec moi.

Mais si la notion de l'*infini* est négative, elle ne saurait être une idée primitive, à peine est-elle une idée ; son droit d'aînesse est controuvé, elle tire son origine, non d'un dieu, mais de notre infirmité et de notre impuissance.

Il y a bien d'autres fins de non-recevoir contre les prétendues idées innées. Mais ce qui précède suffit et au delà pour le but que je me propose, qui est plutôt d'appeler le doute que la négation sur une question d'origine, insoluble jusqu'à ce jour et peut-être à jamais. En effet, parce que la *nécessité* des idées de M. Pidoux s'évanouit au moindre examen, parce que l'innéité appliquée à un petit nombre d'idées générales par des spiritualistes très-modérés ne peut soutenir la critique, est-ce à dire que je nie la *possibilité* des idées innées ? nullement ; ou que j'admette que toutes les idées nous viennent des sens ?

2.

encore moins. Déjà j'ai dit, dans le premier article, que si l'on peut décharger l'esprit des Cartésiens de la nécessité des idées innées, on ne peut guère en affranchir les animaux. Réfléchissez à l'instinct, « il se distingue de la raison, dit D. Stewart : 1º par l'uniformité avec laquelle il procède dans tous les individus de la même espèce ; 2º par l'infaillible exactitude avec laquelle il arrive à ses fins, *antérieurement à toute expérience.* » N'est-ce pas là le triomphe de l'idéalisme ?

D'un autre côté, il y a bien chez l'homme des sentiments instinctifs : le sentiment moral est-il autre chose ? ceux du droit et de l'équité peuvent-ils nous venir de la nature où règnent la force, l'inégalité et la fatalité ? Si nous avons des sentiments innés en morale, si ce procédé n'est pas étranger à la nature, il ne répugne pas que nous ayons quelques idées innées sur la nature des choses. Mais cet argument, et c'est le plus fort, n'autorise pas une affirmation : car il n'a jamais suffi qu'une chose fût possible, ou mieux ne nous parût pas impossible, pour prouver qu'elle existât ; il faut qu'elle soit *évidemment nécessaire.* Or, cette nécessité des idées innées (notamment en ce qui concerne la nature sensible) est fort loin d'apparaître clairement, de s'imposer à tous avec évidence ; *donc, elle ne peut être admise comme un axiome.* D'autre part, le lecteur est témoin de la faiblesse, disons plus vrai de la fausseté des preuves alléguées ; donc, elle ne résulte pas davantage d'un théorème démontré.

Eh ! bien, de cette notion si incertaine, M. Pidoux prétend faire le flambeau des sciences, la règle de la méthode : apprenez à saisir l'idée innée, il vous dispense d'analyse, d'induction et de synthèse (1) ! !

Et pourtant, j'ai entendu des médecins dédaigner ces discussions de philosophie et de méthode, se demander quel rapport il y a entre ces questions et l'art de guérir. Ah ! que ne puis-je, honorés confrères, vous faire ouïr le pompeux galimatias qui remplacerait les sciences et la nôtre tout d'abord, si, par aventure, un de ces caprices, un de ces découragements qui peuvent saisir les masses comme ils saisissent quelques individualités, s'emparait de notre génération ; si, fati-

---

(1) *Union méd.,* n° 58.

guée de disséquer péniblement la nature, d'en isoler les faisceaux fibre
par fibre, d'en analyser le complexe ensemble, de substituer à la vague
sensation le nombre et la mesure, elle délaissait la méthode des Galilée, des Bacon, des Newton, c'est-à-dire l'expérience, l'analyse, l'induction, la vérification, pour se confier désormais, selon l'invitation
de M. Pidoux et l'exemple de Descartes, à des déductions que chacun
tirerait de sa cervelle; si je pouvais vous faire voir les fantastiques,
les transcendantales chimères qui remplaceraient la science, vous
toléreriez nos compactes colonnes. Lisez donc la physiologie de
Descartes, lisez la troisième et la quatrième partie de ses principes philosophiques; chez les contemporains, lisez Carus ou Spix; vous serez
épouvantés des absurdités, des innombrables chimères qui peuvent
sortir d'un cerveau humain, quand on quitte l'observation réfléchie
pour la spéculation sans frein. Mais nous reviendrons, en parlant de
la méthode, sur ces aberrations de Descartes non pour déprécier un
esprit hardi, auquel nous devons beaucoup sous d'autres rapports,
mais pour signaler les précipices sans fond où l'intelligence s'abîme,
quand, sous quelque prétexte théorique que ce soit, elle quitte la
terre ferme de l'expérience pour suivre les nuages brillants de la fan-
taisie, les fantômes de la foi.

III. Source et limite de la méthode Cartésienne.

Le but final de ce travail est de rechercher les procédés généraux
que l'esprit humain emploie pour découvrir la vérité. Mais quelle
voie suivre nous-même pour tracer les grandes routes de l'intelligence?

La nécessité d'éclairer notre point de départ nous oblige à exami-
ner les idées de M. Pidoux, celles de Descartes et de Bacon, à ce sujet.
Il n'y a d'ailleurs qu'une alternative : l'intuition métaphysique, ou
l'observation des faits. Laquelle nous enseignera les voies les plus
favorables à l'investigation? Les règles de la méthode sortiront-elles
de notre cerveau ou de l'examen des procédés suivis pour obtenir les
connaissances déjà acquises?

M. Pidoux n'hésite pas : la base, la source de la méthode, ce sont
les idées innées ; c'est même la seule conclusion saillante de son travail. Nous croyons, au contraire, que pour connaître comment procède

l'intelligence, le plus sûr, sinon le seul moyen, est de rechercher comment elle a procédé jusqu'à ce jour, de noter les voies qui l'ont menée à l'erreur, celles qui l'ont conduite à la vérité : c'est par l'histoire du développement de l'esprit humain que nous pourrons trouver les règles de la méthode, comme c'est par l'étude des orateurs qu'on a pu tracer les règles de l'éloquence. Or, cette manière de philosopher *à posteriori* et sur observation, la seule que nous tenions comme certaine, excite toute la pitié de notre honorable confrère. Le véhément métaphysicien n'a pas d'épithètes assez méprisantes pour Bacon, qui le premier l'a *souvent* mise en pratique (1), qui a été assez matérialiste pour croire que s'il fallait voir marcher et tomber pour établir la théorie de la progression et de la chute des corps, il était bon de voir comment l'intelligence conçoit et juge pour établir la théorie de la perception et du jugement.

Voyons donc comment procède le maître lui-même, Descartes. Je ne voudrais point scandaliser les Cartésiens, mais je dois à la vérité et à la justice de dire que Descartes ne procède pas autrement que Bacon : pour dire la méthode, il *regarde comment marche* l'intelligence *quand elle s'applique* avec succès à la recherche de la vérité ; absolument comme Bacon ! Et il le dit plus au long. Nous allons prouver en toute rigueur cette découverte, qui paraîtra fort singulière aux métaphysiciens, sensualistes et idéalistes, mais qui n'est pour nous que rassurante ; car, s'il y a deux méthodes, celle de Descartes et celle de Bacon, il est heureux qu'il n'y en ait qu'une, *l'observation*, pour la recherche et l'étude de ces méthodes. Une dualité sans fin entre ces deux génies eût été embarrassante pour un jeune auteur. Il est bien vrai qu'il y a encore la méthode de M. Pidoux, qui consiste à « saisir fortement l'idée innée. » Nous demandons à en faire abstraction pour un moment ; d'ailleurs, nous avons déjà parlé de cette saisie et de ses résultats. Nous disions donc que Descartes découvre sa méthode par la simple observation, en généralisant les procédés usités dans les sciences qui lui sont familières, la *logique,* *l'algèbre* et la *géométrie.*

Ecoutons-le, c'est lui-même qui le raconte.

---

(1) *Union méd.*, n° 36.

Dans la première partie de son *Discours sur la méthode*, examinant les diverses connaissances humaines et ne trouvant la certitude que dans les mathématiques, « il s'étonne que, leurs fondements étant si « fermes et si solides, on n'ait rien bâti dessus de plus relevé. » On devine déjà que sur *ces* fondements, avec cette méthode, il médite de bâtir. En effet, dans la seconde partie, il avertit qu'ayant étudié particulièrement la *logique,* l'*algèbre* et la *géométrie*, il va entreprendre de trouver une méthode qui unisse les avantages de la logique (syllogistique) à ceux des deux autres sciences, sans avoir les inconvénients qui leur sont propres.

Ces inconvénients qu'il signale consistent pour la première dans la multitude des règles syllogistiques, et pour les mathématiques, dans les « matières fort *abstraites* » et d'application restreinte dont elles s'occupent. Il se flatte de pouvoir appliquer la déduction mathématique à autre chose qu'à des notions abstraites. Dans ce but, nous le voyons non inventer, tirer de son cerveau des innéités, mais formuler par simple *généralisation,* la méthode géométrique dans les quatre règles qui suivent:

« 1° Ne recevoir jamais aucune chose pour vraie que JE ne la con-« nusse évidemment être telle, etc. »

Tout bachelier reconnaîtra dans cette première règle le début de la géométrie et l'établissement des axiomes, avec cette différence pourtant, que la vérité des axiomes géométriques ne doit pas reposer seulement sur l'acquiescement individuel, le seul dont Descartes se préoccupe, mais sur le consentement de tous, consentement obligé par l'évidence.

« 2° De diviser chacune des difficultés que j'examinerai en autant « de parcelles qu'il se pourrait et qu'il serait requis pour les mieux « résoudre. »

Le géomètre n'a pu, en effet, créer la géométrie que par l'analyse, d'ailleurs sans difficulté, des corps solides, en surface, en ligne, en angle, en point. Le peu d'insistance de Descartes en cet endroit indiquerait, s'il ne l'avait pas dit, qu'il songe à l'analyse géométrique qui se fait par simple abstraction. L'analyse des faits concrets, qui est la principale difficulté des sciences naturelles et biologiques, et qui à elle seule exige de nombreuses méthodes, de nombreux instruments, et reste ordinairement *incomplète,* préoccupe bien davantage Bacon;

mais un géomètre ne pouvait insister : c'est sur la règle suivante qu'il devait attirer l'attention.

« 3° De conduire par ordre mes pensées *en commençant par les* « *objets les plus simples*.... pour monter peu à peu, comme par de- « grés, jusqu'à la connaissance des plus composés , et supposant « même de l'ordre entre ceux qui ne se précèdent point naturelle- « ment les uns les autres. »

C'est la marche même de la déduction géométrique (1).

« 4° Faire partout des dénombrements si entiers et des revues si « générales que je fusse assuré de ne rien omettre. »

Cette vieille règle de la logique scolastique était connue aussi de tous les géomètres ; elle est la condition première de la démonstration dite *par l'absurde*, etc.

D'ailleurs, pour ne laisser à son lecteur aucun doute sur l'origine géométrique de sa méthode, Descartes fait suivre immédiatement ces règles des lignes suivantes :

« Ces longues chaînes de raisons... dont les géomètres ont coutume « de se servir pour parvenir à leurs plus difficiles démonstrations, « m'avaient donné occasion d'imaginer que toutes les choses qui peu- « vent tomber sous la connaissance des hommes s'entresuivent de la « même façon et que, pourvu.... qu'on garde toujours l'ordre qu'il « faut pour les *déduire* les unes des autres, il n'en est pas de si éloi- « gnées auxquelles on ne parvienne, etc....., considérant qu'entre tous « ceux qui ont ci-devant recherché la vérité...., il n'y a eu que les

---

(1) La déduction géométrique diffère de la déduction syllogistique.

Dans la première, on part de *plusieurs abstractions élémentaires,* notions *si simples* que l'adhésion est obligée *pour* TOUS, et, en les COMBINANT de plusieurs manières, en les appliquant à des objets simples et *exactement définis* et *déter-minés,* on en déduit une vérité plus complexe que les principes premiers dont elle est *comme le produit,* qui lui-même va servir de nouveau point de départ, etc. On marche *du simple au composé.*

Dans la déduction syllogistique, on part d'une *abstraction synthétique* sup-posée certaine (ce point de départ est la raison du peu d'application de ce pro-cédé) ; et on en EXTRAIT, on en déduit une des notions particulières qu'elle ren-ferme. La vérité dégagée sera une fraction, comme un quotient de *la vérité générale* d'où on l'a tirée. On va *du général au particulier.*

« seuls mathématiciens qui ont pu trouver quelques démonstrations…,
« j'emprunterai tout le meilleur de l'analyse géométrique et de l'al-
« gèbre. »

Apparaît-il clairement que Descartes *dans l'établissement* de sa
méthode (il en est autrement dans son application) ne cherche pas à
saisir dans son cerveau les idées innées, comme l'imagine M. Pidoux,
qu'il les lit dans les mathématiques, comme nous verrons plus tard
Bacon les lire dans les sciences naturelles ? Ainsi, *même méthode au
début;* mais comme elle s'applique à des sujets dissemblables, elle
arrive aussi à des résultats divergents.

La méthode de Descartes n'est donc autre chose que la déduction
géométrique; il la résume lui-même dans ses *règles pour la direction
de l'esprit.*

L'*intuition* claire et nette pour l'établissement des vérités premières, puis la *déduction* pour en tirer les conséquences voisines et
éloignées. Cette méthode conserve sa vérité et sa rigueur tant qu'on
la laisse dans le domaine des mathématiques ou des sciences très-
voisines, telles que la mécanique, la lumière qui obéit aux lois mathématiques; de là sans doute les découvertes immortelles de Descartes, dans ces branches. Mais il se crut en droit, par une *induction*
intempestive et dont il ne se rendit pas même compte (car l'*induction*,
qu'on n'emploie jamais en mathématiques qu'intuitivement, lui était
inconnue), il se crut en droit, dis-je, de regarder *comme générale* une
méthode *très-spéciale.* « Voilà, dit-il, les *deux voies* (*intuition et dé-
« duction*) pour arriver à la science, *l'esprit ne doit pas en admettre
« davantage* (1). » Suivons-le dans l'application rigoureuse qu'il en
fait à l'étude de la nature, nous comprendrons mieux la portée de
sa méprise.

Après avoir, selon son expression, *feint* le doute absolu, il juge
que toutes notions « que toutes propositions qu'IL conçoit très-clai-
rement, très-distinctement, sont vraies. » Sur cette base un peu large
et beaucoup trop individuelle de la certitude, il pose ses axiomes, ses
propositions fondamentales ; puis les yeux fermés, il marche hardiment de déductions en déductions; il crée l'esprit et la matière,

---

(1) *Règle III pour la direction de l'esprit.*

explique la terre et les cieux : la physique, la chimie, la géologie, la biologie, etc., sortent tout armées de son cerveau. On a eu tort de prendre comme nouveauté la hardiesse transcendantale d'un idéaliste allemand (Schelling) qui pose que « philosopher sur la nature c'est créer la nature ! » Descartes ne le dit point en termes formels ; mais il fait plus, il l'entreprend dans ses *Principes*. Il pense, et ainsi il crée l'univers, comme Platon, Morus, Campanella, Fourier ou Cabet, créent l'ordre social.

Parti du doute absolu, il pose son existence, celle de Dieu avec ses attributs ; il en déduit les principes et la nature des choses matérielles. « Il faut maintenant, dit-il, de ces seuls principes découverts par la raison pure, *déduire tous* les phénomènes, tous les effets qui sont en la nature, » « car, ajoute-t-il plus loin, *j'ai dessein d'expliquer les effets par les causes* (causes connues *a priori*) *et non les causes par leurs effets !* » Et en 5oo théorèmes il ordonne les cieux et la terre, dit les raisons *premières et secondes* de tous les phénomènes physiques et chimiques des corps ; il explique la *nature* de chacun ; prouve que leur pesanteur n'est pas en rapport avec la quantité de matière ; dit « les *principes* de la chimie, et *de quelle façon* les métaux viennent dans les mines ; » « *pourquoi* c'est au pied des montagnes du côté du midi ou de l'orient, qu'on trouve les métaux ; » « la nature du feu, » etc., etc. ; puis il *déduit* les propriétés des êtres vivants ; il adopte la circulation, mais ce n'est là qu'un effet, il en dira la cause ; il fait du cœur une petite machine à vapeur à haute pression ; il sait le siége de l'âme, il prouve que c'est la glande pinéale ; etc., etc.

Et, je le répète, ce qui caractérise cette marche triomphante, c'est l'emploi exclusif de la déduction. Descartes procède comme le mathématicien ; et sa méthode lui paraît si sûre, qu'il n'éprouve non plus que le géomètre nul besoin de la vérification. Quand je démontre la valeur de l'angle inscrit, je veux bien condescendre au désir d'un enfant et vérifier l'exactitude de la figure ; mais cela n'ajoutera, ne diminuera rien à ma certitude, elle est absolue ; si le résultat n'est pas conforme, c'est qu'on s'y est mal pris, ou que le dessin est mal tracé. Eh bien, quand Descartes a construit le monde en suivant fidèlement sa méthode déductive, il s'inquiète aussi peu que le géomètre du résultat de l'expérience. Ainsi, dans la quatrième partie de ses *principes*, après avoir donné sur les causes de l'attraction magnétique, une théorie aussi absurde qu'il fût possible d'imaginer

même à cette époque (1), il se laisse aller, ce qui lui arrive rarement,
à vérifier sa théorie. Écoutez encore comment il s'exprime : « Toutes
« ces choses suivent si clairement les premiers principes, que je ne
« laisserai pas de juger qu'elles sont telles que je viens de le dire,
« *quand bien même je n'aurai aucun égard aux propriétés qui peu-*
« *vent en être déduites ;* mais j'espère maintenant faire voir que toutes
« celles de ces propriétés que les curieuses expériences que les ad-
« mirateurs de l'aimant ont pu découvrir jusqu'à présent peuvent si
« facilement être expliquées par leur moyen que cela seul suffirait
« pour persuader qu'elles sont vraies, encore qu'elles n'eussent point
« été déduites des premiers principes de la nature (2). »

Ce mépris de l'observation éclate partout dans Descartes. Le
P. Mersenne lui demande le meilleur moyen de faire des expériences.
Il lui répond (3) que, sur ce point, il n'a rien à dire de mieux que
Bacon (ce qui prouve, contrairement aux assertions de M. Pidoux,
que les écrits du chancelier anglais étaient déjà connus sur le conti-
nent en 1631, c'est-à-dire *six ans avant* que parût le premier ouvrage
de Descartes, son discours sur la méthode accompagnant sa *dioptri-*
que et sa *géométrie* (1637). Mais il ajoute « qu'il est impossible de ne

---

(1) Ayant admis que la matière des tourbillons forme certains petits corps
cannelés, il déduit que le fer, l'aimant et la terre, vers leurs pôles, présentent
de petits pores prêts à les recevoir ; ces molécules cannelées forment par leur
mouvement incessant un tourbillon autour de ces corps. Quand on approche deux
aimants jusqu'au contact de la sphère de leur tourbillon, il y a échange de corps
cannelés, et ces molécules qui se meuvent en ligne droite ramènent dans leur direction l'axe des pôles de l'aimant par lesquels ils entrent et sortent. Si les aimants se rapprochent quand les pôles favorables au circuit se regardent, ce n'est
point par véritable attraction, c'est seulement parce que la rapidité du tourbillon
chasse l'air ; ce vide partiel rapproche les aimants ; un jeu contraire fait prévoir
leur éloignement, etc.

(2) *Principes de philosophie,* 4e partie, n° 145.

(3) « Vous désirez savoir un moyen de faire des expériences utiles. A cela je
« n'ai rien à dire après ce que Verulianus (Bacon) en a écrit, sinon que sans être
« trop curieux à rechercher toutes les particularités touchant une matière, etc. »

(Lettre x de l'édit. de M. Cousin, an. 1831, ou *Panth. litt.*, Descartes.)

« pas faire beaucoup d'expériences superflues et même fausses si on
« ne connaît la vérité des choses *avant de les faire ! !* »

Ainsi, Descartes qui n'a pas pour Bacon tout à fait autant de mépris
qu'en affiche M. Pidoux, n'accepte pourtant l'expérience que comme
moyen de vérification. Avant d'en faire, il faut savoir *la vérité des
choses ! !*

La même pensée est encore plus nettement exprimée dans une
autre lettre au même (1637), au sujet des lois de la chute des corps
graves, de leur retardement dans l'air, que Galilée découvre par l'expérience : « Je puis dire que ni Galilée, ni aucun autre, *ne peut rien*
« déterminer touchant cela, s'il ne sait premièrement ce que c'est
« que la pesanteur et les vrais principes de la physique (1). »

Certes, voilà des opinions bien malheureuses pour la gloire de Descartes ; car, il faut en convenir, ce ne sont pas des points de détail ,
c'est la base même de la méthode cartésienne : — tirer de soi, de son
propre esprit, les grands principes, la nature même des choses. Ces
principes, qu'un Cartésien trouve d'une clarté évidente, seront les
axiomes qui serviront à construire le monde, absolument et avec la
même certitude qu'on construit un polyèdre. Trouvez d'abord en
vous ce que c'est que la pesanteur ; cela fait, déduisez les conséquences, et, la vérité ainsi connue, récréez-vous, si bon vous semble, à
expérimenter ! ! !

Oh ! ne craignez pas que ces observations de luxe, faites par un
Cartésien, soient jamais assez impertinentes pour contrarier la vérité
connue *à priori*. Voyez si toutes les expériences sur les aimants ne
viennent pas confirmer docilement l'étonnante théorie des corps cannelés. Vous savez, ce Cartésien, non, ce philosophe grec qui, con-
naissant que le soleil se plonge dans l'onde amère, écoute vers le
soir, et entend distinctement le bouillonnement des flots au contact
du globe enflammé, c'est l'image exacte de l'expérimentation cartésienne avec son résultat obligé.

Comment donc a pu se produire une si flagrante aberration au mi-

---

(1) Lettre écrite en avril 1637, n° 73, t. iii, édit. in-4°, ou *Panth. litt.*, n° 18,
Descartes.

lieu du XVIIe siècle, c'est-à-dire à une époque où la vraie méthode des sciences naturelles, trouvée grâce à Copernic, Képler, Galilée, Hervey, etc., était formulée par Bacon? Qui a pu entraîner si loin de la vérité une grande intelligence comme celle de Descartes? Nous l'avons montré, la généralisation intempestive d'une méthode spéciale, de la méthode géométrique. Si le lecteur nous demandait comment il peut se faire qu'un procédé aussi sévère que la méthode mathématique puisse égarer à ce point, nous tâcherons d'en indiquer brièvement quelques raisons.

Cette méthode ne tire pas seulement sa force et son exactitude de la *forme* déductive, mais de ce que les notions *élémentaires* qui entrent dans les équations ou dans le raisonnement sont *très-simples*, *exactement*, complétement définies, et ne renferment absolument rien autre chose que le contenu de la définition. Détruisez cette *identité absolue* de la notion et de la définition, faites cesser cette simplicité élémentaire, que la ligne cesse de n'être qu'une longueur, qu'elle prenne quelque largeur, quelque peu d'épaisseur, la géométrie cesse d'être une vérité ; compliquez les autres notions, elle devient impossible, elle disparaît ; ses équations, ses raisonnements les plus précis ne sont plus que de grossières approximations, et ces résultats imparfaits d'un premier théorème, inexact sous certains rapports, ne sauraient servir de base à des déductions subséquentes qui, venant à multiplier les inexactitudes, les rendraient exubérantes. C'est ce qui arrive toutes les fois qu'on veut faire des équations, ou, ce qui est tout un, des raisonnements mathématiques, avec les choses de la nature. Quand je fais entrer une droite ou une surface déterminée dans un raisonnement mathématique, je connais absolument la valeur introduite, *aucune* de ses propriétés *constituantes* ne m'échappe. Mais quand Descartes y fait entrer la lumière, par exemple, il n'a qu'une connaissance fort incomplète de la notion introduite, il ne sait ni la manière dont elle se meut, ni sa vitesse, ni sa composition, ni sa polarisation, ni ses interférences, ni.... etc., etc.; sa donnée est une inconnue, c'est un nombre immense dont il ne sait qu'un chiffre, chiffre dont il ignore même le rang!!

Voilà pourquoi le raisonnement ni la déduction mathématiques ne peuvent être appliqués aux objets si complexes de la nature. Il ne serait pas bien difficile de prouver que les notions de la métaphysique ne sont pas moins complexes ni mieux déterminées que celle de la lumière, qu'en conséquence la prétention d'y introduire la déduction mathématique est erronée.

Ainsi, pour ruiner la méthode déductive appliquée à l'étude de la nature, je n'ai pas même besoin d'invoquer la plus considérable impossibilité, celle du point de départ, de la base même. En effet, cette méthode *suppose* qu'on puisse deviner, découvrir *à priori* ou par « intuition, » comme dit Descartes, les grands et premiers principes, les *éléments premiers* de la nature ! rien que cela ! ! Le but éternel du travail de l'homme, Descartes en fait sa donnée, son axiome ! ! Et, remarquez-le bien, ce n'est pas là une erreur individuelle, c'est le point de départ *obligé* de la méthode Cartésienne ou déductive ; pour marcher, il lui faut d'abord des axiomes, il lui faut *encore* les notions *exactes, complètes* des abstractions premières qui, combinées, vont former le monde, comme il faut au géomètre, outre ses axiomes, les points, les lignes, les angles, les polygones, etc., *exactement* et *complétement* définis ; de cette nécessité est née cette banalité de la méthode déductive : « commencer par les notions simples pour aller aux plus composées. » Mais comment donc l'appliquer à des sciences comme la biologie, dont les premières données sont les plus complexes, dont nos facultés d'abstraction ne peuvent d'emblée isoler les éléments, comme elles le font quand il s'agit de l'analyse d'un polyèdre, et dont nous ne pouvons pas même espérer posséder jamais l'analyse complète ! !

Enfin, Descartes recommande de faire « des dénombrements si entiers, qu'on soit sûr de ne rien omettre. » Eh bien, cette vénérable règle de la scholastique, qui paraît fort prisable, qui peut encore s'observer en mathématiques, est-elle proposable en histoire naturelle ? Képler, Newton eussent-ils découvert leurs lois, s'ils eussent voulu attendre le dénombrement complet de tous les astres qui y sont soumis ? Et Jussieu, et Geoffroy Saint-Hilaire, et Cuvier lui-même, qu'auraient-ils pu faire s'ils se fussent soumis à cette règle Cartésienne ? C'est l'*induction* (1), l'induction provisoire, préconisée par

(1) L'*induction* est un jugement par lequel « on conclut que les propriétés communes à plusieurs espèces d'un genre conviennent (probablement) au genre entier.... ; elle étend les données empiriques du particulier au général. » (Kant, *Log.*, chap. iii.) Nous dirons plus tard ses règles et ses écueils.

Bacon, inconnue de Descartes, qui dans les sciences naturelles remplace ces impossibles dénombrements complets.

Ainsi des règles Cartésiennes, si nous distrayons l'établissement du doute préalable qui est la gloire de son fondateur et sur lequel nous allons revenir, et l'analyse qui caractérise plus Bacon que Descartes, ce qui reste, la déduction des pensées du simple au composé à l'instar de la géométrie, les dénombrements complets, l'établissement des axiomes par intuition, *la déduction* des principes premiers, puis des causes secondes, puis des phénomènes, enfin le peu d'importance de la vérification expérimentale, ce sont là de malheureuses importations de la méthode mathématique dans des sciences qui ne la comportent nullement.

Mais d'autre part, la source qui inspire Descartes, *où il puise* ses idées, lui a fourni aussi ce point de départ de toute investigation, LE DOUTE, *méthodique* mais absolu, bien que provisoire.

Ce point de départ, il ose de son temps le porter jusque dans la théologie, l'appliquer à Dieu lui-même, hardiesse inouie à une époque où Galilée, pour infiniment moins,. subissait la sainte inquisition, hardiesse qui a eu pour résultat de faire pénétrer partout l'esprit d'examen, de parquer immédiatement la foi, antipode de la science, de dessécher, dans un prochain avenir, les cryptogames parasites qui sucent et déshonorent l'intelligence humaine.

Descartes, sans doute, n'eut pas conscience de la grandeur de son œuvre, mais les théologiens ne s'y trompèrent pas ; dès que l'homme a le droit de douter d'une notion pour la soumettre librement à l'examen, il n'a plus le pouvoir de s'arrêter, il faut marcher, il faut conclure, ou par affirmation ou par négation, ou par l'indétermination, c'est-à-dire par le *doute confirmé* (par l'insuffisance des preuves) et succédant au *doute préalable*. L'éternelle gloire de Descartes, homme timide et méticuleux dans sa conduite, c'est d'avoir été, même à son insu, le promoteur de la plus radicale des révolutions.

Mais, s'il a rendu ce service à la liberté humaine, il a embarrassé la science, l'étude de la nature, d'une méthode qu'un séduisant début imposait avec une grande force, et qui eût pu retenir longtemps la science dans les énervantes discussions spéculatives, et par lassitude, la replonger dans le mysticisme. Heureusement Galilée, Bacon, Newton enfoncèrent si profondément le soc de la raison humaine dans le terrain solide de l'observation, que la métaphysique cartésienne elle-même fut impuissante à l'en arracher : elle produit les monades de Leibnitz, l'emboîtement des germes, quelques autres chimères, et meurt de ses déceptions.

IV. Méthode Baconienne.

Quelques mots maintenant de la méthode de Bacon sur les points qui peuvent, par leur opposition ou par leur similitude avec celle de Descartes, éclairer l'une par l'autre. Nous avons prouvé que de même que Bacon, Descartes partait de l'observation *pour découvrir la méthode :* pourquoi donc, partant du même principe, arrivent ils à des résultats qui ont été jugés si différents ? Par une raison très-simple : c'est que Descartes s'inspire de l'étude exclusive (c'est lui qui nous l'apprend) de trois connaissances, la logique syllogistique, l'algèbre, la géométrie ; or, ces trois produits de l'esprit humain étant exclusivement dus à la déduction, la méthode Cartésienne ne pouvait être que déductive.

Bacon, au contraire, peu mathématicien, mais physicien et naturaliste, serait peut-être impuissant à formuler la méthode mathématique, mais il dira la méthode des sciences naturelles. Suivons-le un instant. Comme Descartes, ou plutôt AVANT Descartes, il institue le doute préalable : « Qu'on abjure toute notion, » dit-il ; tout son livre premier n'est consacré, en quelque sorte, qu'à établir ce doute. « Ici se termine, dit-il vers la fin, la partie destructive.... l'entendement débarrassé de préjugés est devenu, pour ainsi dire, une *table rase.* »

Cependant, en ce point, Descartes l'emporte sur Bacon par la fermeté et surtout par l'étendue qu'il donne au doute préalable. En effet, ce sont surtout les notions fausses ou pouvant l'être dont Bacon fait « table rase. » Descartes n'excepte rien de son doute fondamental : il l'applique à son âme, le pose jusque sur la face de son Dieu, à l'existence duquel il croit fermement pourtant. Par cette vigueur, par ce coup d'éclat, il donne un retentissement inouï à son début, il brise toutes les chaînes : et le point de départ de l'esprit humain est établi sur une base inébranlable.

Mais après ce premier pas fait sur la même ligne, les deux philosophes se séparent. Descartes, les yeux sur la géométrie, imagine d'emblée, sous l'inspiration des *idées innées* ou de l'intuition, les axiomes, les principes premiers.

Bacon, que guident les sciences physiques encore bien imparfaites, il est vrai, observe, expérimente, analyse, coordonne, groupe ses observations : frappé des difficultés de l'analyse, il institue tout un laboratoire de logique et d'instruments pour y procéder ; il donne à ces machines d'investigation des noms métaphoriques ou d'autres, non moins bizarres pour nous, et empruntés à la scolastique ; cette nomenclature du temps scandalise M. Pidoux et l'arrête sur le seuil ; il ne sait que rire de ce magnifique effort pour faire entrer l'entendement au sein des choses, pour créer l'investigation scientifique !

Descartes, il est vrai, n'eut pas cet embarras : prenant pour guide une science arrivée depuis bien des siècles à la certitude, une science constituée, dans laquelle l'analyse n'offre point de difficultés sérieuses, il en peut dire facilement et brièvement la méthode.

Bacon, au contraire, entreprenant de donner une méthode à l'étude de la nature, comprenant que les sciences mathématiques ne peuvent fructueusement l'inspirer, se trouve n'avoir d'autre sujet d'observation que les travaux encore informes du xvie siècle ; c'est avec un guide aussi défaillant qu'il recherche la méthode. Est-il possible qu'il ne s'embarrasse pas quelquefois dans le détail de l'investigation ? Hé bien, malgré des difficultés si considérables, il pose si complétement les *bases* de la méthode des sciences d'observation, qu'après lui il n'y a plus rien à ajouter à l'idée générale : on pourra découvrir de nouveaux procédés de recherches et d'analyse, mais la méthode générale est dégagée. Elle se compose de TROIS *opérations*.

Dans la première, on cherche par l'OBSERVATION, par l'expérience, par l'analyse, par l'analogie, par l'étude des séries de faits analogues, par tous les modes d'investigation qu'offre le sujet, à isoler quelques idées, à formuler une loi plus ou moins générale.

Dans la seconde, on *étend* cette loi *par* INDUCTION à l'universalité des choses auxquelles elle paraît convenir ; mais Bacon se garde de l'admettre comme une vérité immuable ; loin de là, il déclare que ce n'est qu'un premier essai, « une première vendange de l'esprit humain. »

Dans la troisième opération, on VÉRIFIE l'exactitude de la loi posée, soit en recherchant si des faits nouveaux de même ordre y rentrent facilement, soit plutôt en cherchant PAR LA DÉDUCTION à découvrir quelques faits encore inconnus *et que l'observation vienne confirmer.*

Ainsi, cette méthode qui consiste, après un *vigoureux travail d'a-*

nalyse, à s'essayer à formuler par induction les lois prochaines de la nature, à la condition expresse d'éprouver leur valeur, d'augmenter leur probabilité, par l'accord constant des déductions et des expériences faites *a posteriori,* cette méthode, dis-je, se trouve tout entière dans Bacon, et c'est la voie dans laquelle se sont faites presque toutes les découvertes depuis trois siècles. Mais il faut dire que le chancelier anglais l'a revêtue d'un tel luxe de procédés de détail, d'expériences, l'a produite sous un langage tellement figuré, tellement surchargé d'ornements et de métaphores, qu'on a quelque peine à la saisir dans toute sa simplicité. Elle est pourtant exprimée nettement dans le livre II, aph. X du *Novum organum.*

« Il y a deux indications pour arriver à la science : la première est d'extraire *de l'expérience* les lois ; la seconde, de déduire, de faire dériver de ces lois, de ces axiomes, DE NOUVELLES EXPÉRIENCES. »

S'il y a lieu, nous reviendrons encore sur la comparaison des travaux de Bacon et de Descartes (1), nous verrons ce que leurs méthodes ont de général, ont de spécial, nous pénétrerons plus intimement la raison de leur différence, et nous nous convaincrons de plus en plus que ce qu'elles ont de contradictoire réside entièrement dans l'application forcée que Descartes a voulu faire de la méthode géométrique aux sciences physiques et naturelles.

Nous concluons donc hardiment que, *comme question de méthode,* les formidables querelles entre les Baconiens et les Cartésiens n'ont aucun motif sérieux, spécialement de la part de ceux-ci. Voyez plutôt ici, ne semble-t-il pas que les rôles soient intervertis ?

Est-ce bien cette méthode Cartésienne *exclusivement* déductive, *mathématique,* que M. Pidoux veut appliquer aux sciences médicales ? Il le faut, car Descartes n'a pas deux méthodes.

Quoi ! ce fougueux vitaliste, cet artiste en médecine, cet inspiré, qui lance l'anathème contre le numérisme et le mécanisme, qui

---

(1) Nous disons avec intention, *les travaux ;* car leur vie privée n'a rien à faire ici : l'observation ne nous a pas appris que l'intelligence puisse s'apprécier par la vertu, ni celle-ci par celle-là. Bacon est un courtisan d'assez vile espèce. Descartes, au contraire, mérite toute estime, c'est un solitaire vertueux, « mais sa vertu est monacale et négative, » son esprit profond et hardi est étroit, âpre et intolérant. (A. Prévost, *Panth. litt.,* Descartes.)

foudroie la statistique, veut introduire en médecine la méthode des géomètres !! Est-ce parce qu'elle s'est coiffée des idées innées, que l'honorable clinicien méconnaît son ennemie et lui donne l'accolade? D'autre part, n'est-il pas piquant que ce soit un statisticien tel que nous, qui se trouve obligé de défendre les sciences d'observation contre l'invasion d'une méthode spéciale et propre seulement à la science des calculs ! Il est vrai qu'en recommandant l'investigation statistique, ce n'est point un principe, mais un secours que nous entendons fournir.

Rendons aux sciences abstraites ce qui leur appartient légitimement, aux sciences complexes ce qui est leur ; retrempons les armes, dont l'acier a un peu vieilli, aux sources réciproques des connaissances modernes, et nous aurons *deux* bonnes méthodes qui se compléteront au lieu de se détruire, et qui pourront se fondre en une seule plus générale, mais, par cela même, moins immédiatement pratique.

V. Rejet de la métaphysique.

Jusqu'ici nous avons particulièrement examiné le spiritualisme de M. Pidoux (c'est l'idéalisme qu'il faudrait dire). Nous avons fait voir les obscurités, les incertitudes de sa métaphysique ; obscurités

Démontrées par les imperfections de son langage, car la clarté d'une langue est proportionnée à la précision des idées qu'elle a à exprimer ;

Démontrées par les discussions éternellement renouvelées et portant sur tous les points affirmés par M. Pidoux comme fondamentaux, notamment sur l'origine des idées, base de la métaphysique ;

Démontrées par l'insuffisance, l'insignifiance des exemples et des preuves allégués par notre honorable confrère.

Nous avons vu aussi le chef de file de M. Pidoux, — Descartes, tracer sur le cadre des mathématiques la méthode propre aux sciences dont les notions et les objets sont des abstractions simples et complétement définies, généraliser ensuite, par une induction irréfléchie, cette méthode très-spéciale, et vouloir appliquer la déduction géométrique à l'étude de la nature, malgré la différence radicale des données premières et du point de départ. Nous avons vu cette vigoureuse intelligence, victime de sa méprise, s'égarer dans les plus

3.

étonnantes spéculations, et aboutir à des absurdités révoltantes, filles légitimes de sa méthode. Ses erreurs furent impuissantes cependant à détourner les sciences naturelles de la *méthode inductive* instituée par Copernic, Képler, Galilée, Newton, et formulée par Bacon, — impuissantes aussi à effacer la gloire qui revient à Descartes pour avoir porté l'esprit d'examen jusque dans la théologie, et avoir ainsi, peut-être à son insu, brisé les idoles en rendant à la raison son indépendance et sa souveraineté.

Enfin, nous avons dit brièvement la méthode de Bacon et indiqué qu'elle n'est pas contradictoire à celle que Descartes donne dix-sept ans plus tard, mais plutôt qu'elles se complètent mutuellement, en ce sens, que celle formulée par Bacon, bien que très-générale, convient particulièrement aux sciences dont les données sont complexes et innombrables (telles que les sciences naturelles, biologiques, etc.), tandis que la méthode Cartésienne, simple généralisation des procédés mathématiques, est exclusivement applicable aux sciences dont les données sont élémentaires, simples et abstraites (c'est-à-dire à peu près uniquement aux sciences mathématiques).

Mais ce n'est pas seulement la métaphysique du docteur Pidoux ou de Descartes que nos considérations frappent de déchéance, c'est la métaphysique elle-même : et il faudra peu de mots pour montrer que notre critique a bien toute cette portée. En effet, nous avons pris soin, en ce court exposé, de saper dans les doctrines de M. Pidoux et de Descartes, non les erreurs de détail, non les aberrations individuelles, mais ce qui est la base *obligée de toute* métaphysique, à savoir :

1° La certitude de l'innéité des idées ;

2° La légitimité de l'application de la méthode déductive.

Cette base est *obligée*, disons-nous ; la *philosophie transcendantale* ne saurait l'abdiquer sans cesser d'être. En effet, elle ne peut s'appuyer sur l'observation : ses préoccupations sur l'origine, la nature intime, la fin des choses, n'y sauraient trouver aucun secours ; elle est donc irrémissiblement condamnée à la seule spéculation et à n'avoir d'autre base que les données intuitives de l'esprit, que les idées dites innées.

Cette assise intangible a donné quelque vanité aux transcendantalistes : ils ont imposé le nom d'axiomes à leurs premières idéalités, et, par cette dénomination ambitieuse, ils se sont flattés, endossant le costume des mathématiques, d'en emprunter la solidité. Il n'y a là cependant qu'une fallacieuse imitation de la forme, de l'habit ; car ce qui caractérise l'axiome géométrique c'est: premièrement son évidence si péremptoire que personne ne songe à la discuter (exemple : le tout est plus grand que la partie); secondement qu'il tombe sous la vérification expérimentale aussi multipliée qu'on l'imagine, de sorte que l'idéalisme et le sensualisme ont le même droit à en réclamer la paternité.

Ce qui caractérise, au contraire, le prétendu axiome métaphysique, c'est : premièrement d'entraîner, non l'adhésion, mais la discussion interminable (exemple : les prétendues idées préalables et positives de l'infini, de Dieu, etc.), et secondement de ne pouvoir jamais tomber sous la vérification expérimentale.

Un métaphysicien célèbre, Leibnitz, s'était flatté d'échapper à cette difficulté, en formulant ainsi son axiome fondamental : « Une chose « ne peut exister d'une certaine manière *s'il* n'y a une *raison suffi-* « *sante* pour qu'elle existe de cette manière plutôt que d'une autre. » Cet axiome très-admiré, et que Leibnitz manœuvre fort habilement, sur lequel il édifie tout son système, présuppose d'une part d'autres axiomes, car seul il est négation pure et reste impuissant à rien créer; d'autre part, il suppose encore que l'on connaît *toutes* les raisons des choses ! car il ne faut pas moins que cela pour affirmer qu'il n'y a pas *raison suffisante*, puisque si l'on ignore une *seule raison*, on ne sait si elle n'est pas précisément celle qui *suffit pour que la chose soit* de telle manière plutôt que de telle autre. Le fameux axiome leibnitzien est donc à l'usage seulement d'un être qui n'ignorerait rien ! Je le laisse à qui le voudra prendre.

Ainsi, d'un côté, la métaphysique ne peut, à son point de départ, échapper aux innéités ; et de l'autre, ces premières données ne peuvent entraîner la conviction ni spontanée, ni réfléchie; elles sont d'origine obscure, inconnue, d'exactitude douteuse, indémontrable. Descartes lui-même nous oblige au scepticisme ! ce serait assez, sans doute, pour faire rejeter, soit comme méthode, soit comme science, la métaphysique sapée dans sa base. Mais nous allons plus loin. Cette base chancelante acceptée, nous disons que la métaphysique n'y peut rien bâtir; car elle ne saurait le faire que par la méthode Cartésienne, par la déduction mathématique (l'induction ne pouvant *s'établir et se confirmer* que par l'observation et l'expérience) ; or, la déduction mathématique n'est légitime, nous l'avons montré (p. 27), qu'à la condition expresse que les notions qu'on y introduit *sont parfaitement connues, exactement définies et déterminées*, ainsi que se présentent le point, la droite, le plan, etc.; or, les notions de la métaphysique, l'âme immatérielle, la matière, l'idée, l'atome, etc., jouissent-elles de cette propriété? Personne ne le croira .

Ainsi, rien de légitime dans la spéculation métaphysique, ni son point de départ, ni sa méthode. Elle parodie en vain les sciences mathématiques; elle ne peut s'inspirer de l'observation, et encore moins se vérifier par elle. Cette double impossibilité la condamne pour nous à une irrémédiable impuissance. *Sachons donc ignorer* ce que nous ne pouvons pas savoir; laissons à l'avenir des siècles le soin de poser en leur temps ces obscurs problèmes de nature, de cause première intime, d'origine et de fin en ce qui touche l'esprit, les forces et la matière, les idées et Dieu.

D'où viens-je? où vais-je?.... questions indiscrètes où s'abîme la raison, où elle va souvent jusqu'à la folie ou à la foi, toujours jusqu'à la confusion des idées et des termes. Il a été donné à la métaphysique de réaliser la légende prophétique de la tour de Babel; elle en est la vivante image. C'est bien là ce monument de l'orgueil qui devait s'élever jusqu'aux régions éthérées; mais en quittant la terre, les audacieux ont été tellement troublés dans leur raison et dans leur langage, qu'avant d'avoir été, l'ambitieux monument n'était déjà qu'une immense ruine.

Rejetons donc bien loin de la science ces cauchemars de l'esprit humain, bons seulement à montrer la violence de sa curiosité et les bornes que lui impose sa nature. Rester soumis à leur influence absorbante, ce serait n'imiter que dans leurs aberrations les puissants esprits qu'ils ont si malheureusement abusés, et se détourner du réel pour courir après des fantômes insaisissables. Dans cette proscription cependant, il ne faut pas comprendre la psychologie proprement dite, qui se compose des *observations* faites sur l'intelligence et ses produits; elle s'occupe d'analyser et de sérier les opérations de l'esprit; elle a existé instinctivement dès qu'il y a eu un langage commun, et elle existera tant qu'il y aura un esprit sentant, observant, comparant, réfléchissant, généralisant, un sentiment de l'équité, de l'amour, une volonté, etc. Elle est le premier chapitre naturel de la logique; car la logique, c'est la connaissance de l'esprit humain, non dans sa nature que nous ne pouvons qu'*imaginer* et pas atteindre, mais dans son activité, dont la conscience (le sens intime) nous donne la notion, et dont les effets nous permettent la vérification. Dans cette acception, et sous cette détermination, nous ne saurions trop applaudir M. le docteur Pidoux de ses vives et courageuses exhortations à la CONNAISSANCE DE SOI-MÊME. Oui, une telle connaissance affranchit....; elle affranchit le cœur et l'esprit. La conscience repousserait bien des lâchetés si on les voyait telles qu'elles sont, si une habileté perverse ne les voilait décemment; l'intelligence éviterait bien des faiblesses, bien des erreurs, si la réflexion et la conscience la fortifiaient, si la connaissance de la méthode la guidait sans l'entraver. Pour montrer à notre savant et honoré confrère avec quel empressement nous entrons dans ses idées quand elles entrent elles-mêmes dans les vrais besoins de la science, nous ferons ressortir, par un éclatant exemple, l'importance de cette étude intérieure et rétroactive, qui est trop méconnue, parce qu'elle est recommandée sous une forme trop abstraite qui en masque la portée, et parce que l'amour-propre, l'ambition, tous les genres d'avidité nous entraînent sans cesse au dehors.

Cet exemple, c'est Descartes lui-même qui nous le fournit. Savez-vous pourquoi il s'égare dans les tourbillons de ses chimères? c'est qu'étant Baconien, il ne sait pas qu'il l'est !

Le lecteur ne l'a-t-il pas vu, *débutant par l'observation*, mais par une observation très-bornée, généraliser les procédés particuliers de la géométrie, de l'algèbre et de la logique, *continuant par une induction prématurée*, étendre cette généralisation à toutes les connaissances que peut acquérir l'esprit humain, *terminant par la déduction*, dans le but de mettre en évidence la réalité, la puissance de sa généralisation. Ainsi, dans la marche générale de ses travaux, Descartes suit les phases indiquées par Bacon ! Qu'est-ce que son fameux enthymème : « *Je pense, donc je suis,* » si ce n'est j'*observe* le fait de ma pensée, et de cette *observation* je conclus mon existence? *Observer, puis conclure,* c'est Bacon presque tout entier.

Comment donc Descartes s'est-il égaré?

C'est que, s'il part de la vraie méthode, s'il la suit quelquefois, *c'est à son insu*. Il observe, *il ne s'en doute pas*, il se veut croire inspiré ! Comment ne divaguerait-il pas bientôt? Par induction, il étend à toutes nos connaissances une méthode spéciale; *il ne se doute pas* de son induction ! Comment se mettrait-il en garde contre les écueils d'une induction précipitée? Comment l'application qu'il entreprend aurait-elle la forme dubitative d'un essai vérificatif, destiné à éprouver sa méthode, puisqu'*il ne se doute point* en avoir étendu la portée au delà du cadre sur lequel il l'a tracée? A peine se souviendra-t-il que sa méthode relève d'une observation préalable et bornée à quelques sciences abstraites; métaphysicien, il a dû croire bien vite, comme l'ont fait ses élèves, qu'elle avait pour origine les idées innées, et lui attribuer en conséquence toute la certitude et toute la généralité désirables.

Ainsi, n'apparaît-il pas clairement que si Descartes s'est égaré, c'est parce qu'il s'est méconnu lui-même, il a méconnu qu'il observait, méconnu une induction téméraire. Il a cessé trop tôt de s'observer lui-même. Il a cessé de *s'observer* pour *se croire :* voilà sa faute et la raison de ses erreurs ! Que cet exemple mémorable serve à nous inculquer, à nous tous travailleurs de l'esprit, chercheurs de vérité, l'importance du principe tutélaire si chaudement recommandé par M. Pidoux, l'observation et la connaissance de nous-mêmes, c'est-à-dire l'étude de la marche secrète de notre esprit, de ses facultés, de ses opérations, de sa méthode enfin, objet de notre prochain travail.

Pourquoi, puisque je suis sur ce terrain en communauté d'idée avec M. Pidoux, ne pas tenter une œuvre plus grande? Si je pouvais, au profit du principe commun que nous défendons, réconcilier le docteur Pidoux avec le chancelier anglais ! M. Pidoux en communion d'idée avec Bacon sur le principe même de la philosophie, de la méthode, ne serait-ce point un accord aussi important qu'imprévu?

Notre savant confrère, s'en laissant imposer par l'objet des principaux travaux de Bacon, par quelques phrases touchant la vanité des recherches sur la nature *intime* de l'âme et contre les autres spéculations métaphysiques (1), croit qu'il méprise l'*étude de soi-même.* C'est une erreur qu'il importe de relever. Bacon en est aussi partisan que M. Pidoux et que nous-même. Ce point n'a pas échappé à M. Cournot dans ses solides *Essais sur les fondements de nos connaissances :* « Il ne faut pas croire, dit-il, que Bacon, préoccupé uni-

---

(1) *Union méd.*, n° 36.

« quement des découvertes à faire dans le domaine de la nature, ait
« regardé comme vaine l'étude de l'esprit humain et de ses facultés ;
« bien loin de là, cette étude est à ses yeux la plus importante de
« toutes, celle sans laquelle le spectacle de la nature ne serait pour
« nous qu'une trompeuse fantasmagorie (1). »

Mais laissons plutôt parler Bacon lui-même, tâchons de traduire
sans trop appauvrir la richesse de son style imagé :

« Celui qui d'abord et *avant toute* autre chose n'explorera pas *à*
« *fond* les mouvements de l'esprit humain, et n'y aura pas déterminé
« avec la plus grande sagacité les voies de la science et les siéges des
« erreurs, celui-là trouvera tout couvert d'un masque et comme voilé
« par un enchantement : s'il ne sait rompre le charme, l'interpréta-
« tion n'est pas en son pouvoir. » (*De l'interpr. de la nat.*)

M. Pidoux est-il convaincu que, sans être amant de la métaphysique, sans vouloir introduire la méthode géométrique dans les
sciences biologiques, et même en refusant d'asseoir les sciences sur les
innéités ou sur les intuitions Cartésiennes, on peut partager son juste
enthousiasme pour l'étude de soi-même ? N'est-on pas heureux de voir
M. Pidoux contraint, sur ce point fondamental, d'applaudir à Bacon ?
Pour moi, je le suis fort de me trouver en si complète communion
avec le génie anglais et avec mon savant confrère.

Cependant, ayant rejeté la métaphysique et son cortége d'innéités, c'est sur l'observation fécondée par la réflexion que nous devrons
nous appuyer pour tracer les règles de la méthode. Mais, par cette
conclusion, que nous pourrions encore faire dériver de l'autorité de
Bacon et de l'exemple de Descartes, nous nous exposons aux foudres
de M. Pidoux, et ce qui est pis, il semble que nous fassions une sorte
de cercle vicieux : car, d'une part, c'est dans l'espoir de diriger l'investigation scientifique que nous cherchons la méthode, et d'autre
part, nous ne savons la trouver que par l'observation de la marche
que l'esprit a suivie dans ses investigations. Cependant, si l'on veut
remarquer que c'est ainsi qu'est née toute théorie ; que *jamais* les
hommes n'ont débuté dans une science par en établir les généralités ;

---

(1) Cournot, *Essais,* t. ii, ch. 24.

que c'est là un travail toujours postérieur à la constitution de la science; qu'il vient ensuite en aider, en régulariser, en accélérer le développement, mais qu'il ne lui donne jamais naissance, on pourra accorder à M. Pidoux que « la philosophie, » notamment la méthode, « est la science des sciences, » sans y voir l'obligation, sous peine d'absurdité, de débuter par la théorie.

A-t-on jamais fait une grammaire avant d'avoir une langue? une rhétorique avant d'avoir des orateurs? Enfin a-t-on jamais pu tracer les principes et les règles d'une science ou d'un art, avant que cette science ou cet art ne soit né, ne soit constitué? Si l'intelligence est ainsi faite, qu'elle ne sache s'émanciper que par la pratique, que les idées générales ne puissent naître que par les idées particulières; qu'y pouvons-nous, sinon nous soumettre à sa nature?

Quelques-uns prétendraient-ils que la philosophie elle-même prouve le contraire, puisque quand nos sciences comptent à peine quelques siècles d'existence, la philosophie peut s'enorgueillir d'être vieille d'au moins vingt-quatre siècles. Mais cette décrépite, qui n'a enfanté d'autre science que la scholastique, a-t-elle elle-même été engendrée de prime saut par la fermentation du cerveau des sages? Nullement. Il serait facile de démontrer qu'elle tire son origine des dogmes religieux, des lois civiles, des connaissances communes ou spéciales, des mathématiques élémentaires, de la musique, de la poésie, et qu'elle n'était guère elle-même que rhétorique ou poésie.

D'un autre côté, nous avons vu que la *philosophie moderne*, celle qui s'appelle la méthode, celle qui est née avec Bacon et Descartes, a été précédée par plus d'un siècle de travaux d'observation et devancée de près d'un demi-siècle par la constitution des mathématiques, de l'astronomie, de la physique, de l'anatomie, de la physiologie. Mais cette philosophie moderne, en tant que métaphysique, que sait-elle? que peut-elle affirmer? sait-elle ce qu'elle sait? est-elle constituée, cette science des sciences? Nous avons vu que Descartes ne le croyait guère; et il paraît que de notre temps on ne le croit pas davantage, puisque, dans son temple même, à la Sorbonne, nous voyons la philosophie classée avec l'éloquence et la poésie !

Ainsi, tout en laissant à la sagacité du lecteur le soin de développer ces idées, nous croyons en avoir dit assez pour faire admettre que c'est une loi bien forte, si non obligatoire, de l'esprit humain, de commencer par la pratique, par le particulier, et de finir par la théorie, par le général. Et il suffirait peut-être, pour démontrer que les idées générales sont issues des idées particulières, de remarquer que toute théorie vraie est justifiée *nécessairement* et en entier par la pratique, mais qu'au contraire *toute* la pratique ne peut jamais être prévue et affirmée absolument par la théorie : de là l'impuissance, la maladresse proverbiale d'un théoricien pur dans l'application.

VI. Conclusions.

En résumé, cette discussion avait pour but principal de découvrir la marche à suivre *dans la recherche de la méthode,* de reconnaître si nous devions, suivant l'instigation véhémente de M. Pidoux, en appeler à la métaphysique, fouiller uniquement dans notre cerveau fermé, y aller à la chasse des idées innées et générales, ou, suivant les préceptes de Bacon et l'exemple de Descartes, nous confier à l'observation? Il nous a semblé ressortir avec une grande force, d'une part, des incertitudes de la métaphysique et des erreurs des métaphysiciens, et de l'autre, des indications de l'analogie et de la raison, que, pour découvrir les voies secrètes de notre esprit, le plus sûr et le plus facile, sinon le seul moyen, était d'étudier celles qui ont été suivies par les hommes et par les sciences, qui ont, d'opinion unanime, augmenté la masse de nos certitudes et de nos probabilités. Nous savons bien qu'ainsi nous n'ouvrirons pas à l'esprit de nouvelles routes, s'il en existe, mais c'est l'œuvre de la science pratique bien plus que celle de la spéculation philosophique : le logicien ne fait que la formuler et l'étendre.

D'ailleurs, si nous avions la prétention de venir en aide aux sciences les plus avancées, nous pourrions douter de l'utilité d'un travail si humble. Mais ayant en vue une de celles qui le sont le moins, peut-être y ferons-nous quelques utiles importations ; peut-être contribuerons-nous ainsi à la retenir dans une voie qui a déjà donné de si grandes découvertes et dont la fécondité est inépuisable ; peut-être réussirons-nous à fortifier le travail contre ses défaillances ou ses impatiences prématurées, en lui découvrant la raison des lenteurs qui l'irritent, en lui montrant que le temps des synthèses générales n'est pas encore celui où nous vivons ; que solliciter ces synthèses avant l'heure, c'est invoquer au lieu d'un code de lois le caprice d'un tyran ; et que la récente expérience d'une dictature militaire (siégeant au Val-de-Grâce) doit nous mettre en garde contre ces imprudentes aspirations. Pour être fructueuses, les révolutions ne doivent pas venir avant le temps, et nous ferons voir que les temps ne sont pas encore venus.

FIN DE LA PREMIÈRE PARTIE.

Paris. — Imprimerie de W. REMQUET et Cie, rue Garancière, n° 5.